INTRODUCTION

A LA

SCIENCE MÉDICALE

Paris.   Impr. de P.-A. BOURDIER et Cie, rue Mazarine, 30.

INTRODUCTION

A LA

SCIENCE MÉDICALE

PAR

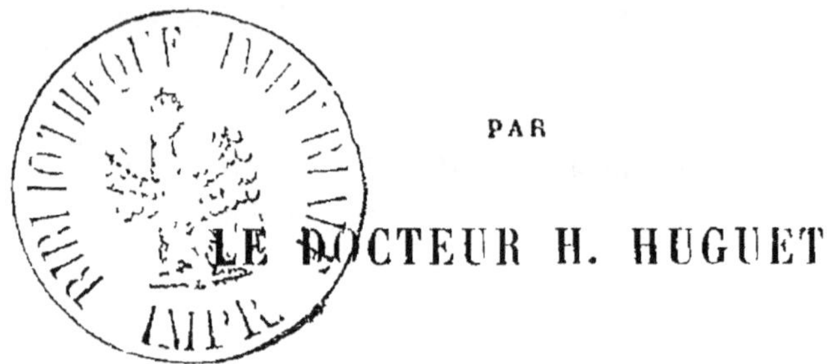

LE DOCTEUR H. HUGUET

Paris 1860

PARIS

CHEZ J.-B. BAILLIÈRE ET FILS

LIBRAIRES DE L'ACADÉMIE IMPÉRIALE DE MÉDECINE

19, rue Hautefeuille.

CHEZ L'AUTEUR, 46, RUE DE LUXEMBOURG

—

1860

INTRODUCTION

A LA

SCIENCE MÉDICALE

DE LA CONFIANCE EN LA MÉDECINE.

Pourquoi la confiance en la médecine va-t-elle toujours en diminuant? pourquoi le plus grand nombre des malades abàndonnent-ils le cabinet du médecin pour demander à tel ou tel spécialiste un remède à leurs souffrances?

La médecine est-elle restée stationnaire au milieu de toutes les découvertes modernes? Au lieu d'aller en progressant, suit-elle une marche rétrograde?

La maladie ne serait-elle plus ce qu'elle

était autrefois? Les agents curatifs ne répondent-ils plus aux besoins de la thérapeutique?

Aucune de ces propositions ne nous paraît acceptable, et cependant bien des affections résistent aux efforts de l'art et sont trop souvent réputées incurables. Quelle est la cause de ces insuccès?

La cause, à notre avis, est dans le manque d'une véritable philosophie médicale, d'une méthode rationnelle dont le public intelligent puisse apprécier la sagesse, et qui fût basée sur une parfaite connaissance de l'homme.

La difficulté que l'on éprouve à guérir des malades, pour qui l'avenir devrait être beaucoup plus long que le passé, tient à ce que l'on ne veut pas considérer chaque moyen curatif comme un simple agent, bon en lui-même, sans doute, mais la plupart du temps insuffisant quand il ne devient pas nuisible, grâce à la fâcheuse application qui en est faite, agent qui, employé avec connaissance de cause, seul ou conjointement avec un plus ou moins grand nombre d'auxiliaires, aurait concouru à produire les plus heureux résultats entre des mains moins prétentieuses et habituées à n'avoir recours aux modificateurs qu'après une étude sérieuse du sujet.

Une autre cause d'insuccès est la croyance dans laquelle on a vécu et vit encore aujourd'hui, qu'un malade peut se guérir radicalement en attaquant chaque symptôme par un moyen spécial. Cette grave erreur est la conséquence d'une étude incomplète de l'organisation.

DE LA GYMNASTIQUE, DE L'ÉLECTRICITÉ, DE L'HY-DROTHÉRAPIE, ETC.

Leur utilité, leurs dangers.

On reconnaît bien aujourd'hui l'importance de la circulation, on cherche dans les exercices de gymnastique, on demande à l'électricité, au massage, à l'hydrothérapie, etc., un contre-poids à la paresse organique et fonctionnelle, dont la richesse, les professions sédentaires, la télégraphie, les chemins de fer sont venus encore augmenter les dangers en permettant à l'homme de ne tenir presque aucun compte du temps et de l'espace dans les rapports sociaux; mais la circulation du sang n'est pas la seule indication à remplir.

Il faut d'abord, pour que le sang circule

avec profit pour l'individu, qu'il soit dans des conditions physiques et chimiques convenables, il faut qu'on le mette à même de puiser, dans une bonne assimilation, les qualités voulues pour se charger du calorique et des éléments nécessaires aux fonctions qui lui sont dévolues. Il faut que le fluide nerveux soit dans les conditions requises sous le rapport de sa production et de sa répartition dans les principaux centres : le grand sympathique, le cerveau et tout l'arbre télégraphique nerveux.

Faites faire de la gymnastique pure à un individu qui a une mauvaise circulation reconnaissant pour cause seconde une trop grande densité des liquides, et vous courez la chance de le voir mourir, plus ou moins promptement, d'une hémorragie ou de tout autre accident par suite du trop grand dessèchement de la trame organique, dessèchement qui, s'ajoutant à l'état antérieur, finira bientôt par arrêter la circulation.

Électrisez simplement celui chez qui la répartition électro-nerveuse est gênée par une incrustation des conducteurs dans l'un ou l'autre de nos appareils organiques, et vous aurez des condensations partielles qui foudroieront, à un degré plus ou moins grave, tel ou tel organe si ce n'est l'individu tout entier.

Traitez par l'hydrothérapie pure celui qui a des indurations du foie, de la rate, des ganglions lymphatiques et chez qui la peau, les reins, etc., ne fonctionnent pas convenablement parce que le sang et les produits de sécrétion ne peuvent traverser ces organes à cause d'une obturation des vaisseaux et des membranes par des substances qu'il aurait fallu dissoudre préalablement à l'aide de moyens différents, dissolution qui se trouve empêchée par le contact inopportun de l'eau froide joint au manque d'une réaction organique suffisante, et vous éprouverez encore un insuccès que vous auriez évité en n'ayant recours à votre moyen qu'après l'emploi méthodique d'autres agents qui en auraient préparé l'utilité ultérieure ou coïncidente.

Ce ne sont donc pas les moyens spéciaux qui sont dangereux pour les malades, c'est l'abus de la spécialité voulant prendre la place de la méthode scientifique au lieu de lui donner la main pour profiter de ses indications.

INSUFFISANCE DES ÉTUDES MÉDICALES ACTUELLES.

Nos écoles de médecine sont-elles organisées de manière à garantir une connaissance complète du mécanisme et des fonctions du corps humain ?

Nous ne le pensons pas.

Dans la mécanique ordinaire on peut souvent inspecter les rouages pendant leur fonctionnement.

Si la machine se dérange, que le mouvement s'accélère, se ralentisse ou s'arrête, on peut démonter les pièces, les examiner une à une et constater, *de visu*, la lésion ou l'obstacle qui en entrave la marche régulière.

L'anatomie nous rend bien compte de la composition des tissus, de l'organisation des

membranes, des vaisseaux et des autres organes au point de vue de la forme, du
nombre et de certains rapports. La physique,
la chimie nous éclairent assurément sur cer-
taines modifications des solides et des liquides de l'économie, mais déjà leur certi-
tude diminue lorsqu'elles envisagent les
fluides dans leur nature, dans leurs rapports
avec les autres parties du système.

Mais où la faiblesse des études se fait gra-
vement sentir, c'est dans l'appréciation exacte
des fonctions organiques.

On a beaucoup écrit sur la digestion, sur
le sang, les nerfs, le foie, la rate, etc. Cependant les opinions diverses des savants sur un
même sujet prouvent assez l'insuffisance des
moyens d'étude.

En effet, les recherches en physiologie ont
constamment été faites ou sur des malades,
ou sur des produits extraits de l'économie,

ou sur des animaux mutilés par les expériences, ou sur des cadavres. Les résultats ne pouvaient être satisfaisants, puisque rien ne nous apprenait comment les choses se passent chez l'homme sain. D'abord, on ne pourrait rigoureusement conclure de l'animal à l'homme, de l'homme malade à l'homme sain ; et ce n'est pas sur l'homme mort que l'on peut trouver les lois qui régissent l'homme vivant.

La connaissance acquise ne pouvait donc qu'être incomplète lorsqu'elle n'était pas, en tout point, contraire à la réalité.

Mais si l'incertitude de la médecine ordinaire, même dans les conseils qu'elle est appelée à donner à des parents dont la louable sollicitude s'inquiète, à si juste titre, sur l'avenir d'enfants mal conformés dès leur naissance ou incomplétement développés, n'est que trop évidente, quel est donc, en dehors des procédés usuels et restreints des investigateurs, celui duquel on doit attendre la lumière ?

Ce moyen, la Providence l'a de tout temps mis à notre disposition.

Lorsque, dans sa grande bonté, sa haute sagesse, elle donnait à l'animal les moyens nécessaires pour satisfaire ses besoins, se garantir des dangers et remédier à ses souffrances, elle ne pouvait être moins généreuse envers l'homme, sa créature de prédilection.

Aussi, tandis que la brute a, pour diriger ses actes, le flambeau de l'instinct, l'homme a-t il reçu en partage celui de l'intuition, qui n'est que la connaissance des choses non encore ramenée à la forme scientifique, mais qui n'en est pas moins une source précieuse de connaissances, intuition qui souvent marque le but avec plus de sûreté même que la spéculation scientifique sujette, comme on le sait, à bien des tâtonnements, à bien des écarts. L'intelligence s'élève souvent aux vérités les plus importantes, naturellement, sans efforts, sous l'action même de la réalité.

La science vient ensuite expliquer cette marche de l'esprit. La véritable philosophie doit se trouver d'accord avec l'intuition ainsi comprise, et en être la théorie. Le vrai savoir serait donc le résultat des données de l'intuition et de celles de la science expérimentale contrôlées par la raison.

Celui qui aime avant tout la vérité se sou cie plus du bien-être général que de son intérêt personnel. Ne s'arrêtant pas aux préjugés de son époque, il les respecte et passe outre pour explorer le terrain de la science par tous les moyens qui sont à sa disposition. De cette façon, la vérité qui, comme la lu-

mière, ne demande qu'à rayonner et à ré-
pandre la vie sur tous les êtres de la créa-
tion, éclaire l'esprit, échauffe le cœur, et
donne aux facultés l'énergie nécessaire pour
remplir dignement la tâche qui nous a été
confiée.

C'est avec la conviction la plus profonde,
basée sur une assez longue expérience, que
nous éveillons l'esprit de ceux qui se desti-
nent à la médecine sur ces idées de la plus
haute importance, persuadé qu'ils éprouve-
ront, dans l'exercice de leur art et surtout
dans le commencement de leur carrière, de
cruelles déceptions si, satisfaits de ce qu'ils
auront appris dans les écoles, ils veulent af-
fronter, privés des forces et des ressources
nécessaires, les difficultés de la médecine.

1...

Lorsqu'on envisage l'homme dans les principaux actes de son existence, on distingue trois ordres de faits :

1° Des faits moraux ;

2° Des faits physiques ou matériels ;

3° Des faits de nature mixte tenant en partie à l'ordre moral, en partie à l'ordre matériel. A chacun de ces trois ordres de faits correspond un groupe primitif.

Aux faits moraux correspond le groupe des facultés morales dont l'esprit est le sujet ;

Aux faits physiques correspond le groupe des organes dont la matière fait la base ;

Aux faits de nature mixte correspond le groupe fluidique qui n'est que l'ensemble des évolutions de l'agent électro-nerveux dans les divers actes de l'organisme.

Ces trois groupes forment une véritable fédération soumise aux lois du mouvement général de l'économie.

Aucun de ces groupes primitifs n'éprouvant, dans l'homme, de modifications indépendantes de celles des autres groupes auxquels il se trouve associé, il s'ensuit qu'une connaissance complète de l'homme en état de santé, comme en état de maladie, ne peut avoir lieu sans une étude sérieuse des rapports solidaires qui unissent ces groupes entre eux.

Il n'y a pas un acte du groupe supérieur ou spirituel qui ne puisse être influencé par une modification des deux autres, et réciproquement.

Le fonctionnement normal de chacun de ces groupes, isolément et collectivement considéré, constitue la santé ; leur fonctionnement anomal constitue la maladie. Faisons remarquer, en passant, que l'étude du plus important de ces groupes, le groupe spirituel, est précisément celle qui est le plus négligée de nos jours.

Cependant ne voyons-nous pas que l'essence spirituelle de l'homme joue le principal rôle dans la formation et le développement des organes, que c'est à l'aide d'une force plastique et agrégatrice, l'électricité animale, que l'esprit de l'homme façonne la trame des tissus, transforme ces tissus en membranes, en vaisseaux et en appareils utiles aux fonctions de l'individu. Les modalités du groupe spirituel sont donc très-utiles à connaître au point de vue philosophique d'abord, ensuite à celui de la physiologie et de la thérapeutique : car l'expérience a souvent prouvé que la vie peut être modifiée et cesser même chez l'homme, aussi bien sous le coup d'un grand plaisir que sous le coup d'un chagrin profond ; le foudroiement subit de plusieurs personnes, par l'un ou l'autre de ces modificateurs, est là pour appuyer notre assertion.

Quant au groupe fluidique, que nous plaçons en deuxième ordre, bien que son importance soit moins grande que celle du groupe spirituel, elle n'en est pas moins considérable. C'est lui qui, sous le nom de fluide nerveux, établit les rapports entre l'esprit et la matière ; ce sont ses rayonnements, ses vibrations excentriques et concentriques qui interviennent dans les conceptions endogènes de l'esprit et dans ses perceptions exogènes ou ayant leur point de départ en dehors de l'individu. C'est la rareté de ce fluide, sa répartition anomale qui produisent la plupart de ces phénomènes assez légèrement attribués aux caprices du sang et aux écarts du système nerveux.

Le troisième groupe ou groupe molécu
laire représente la résistance située à l'ex
trémité du levier électro-nerveux, l'esprit
représentant la puissance située à l'extré-
mité opposée. C'est ce groupe qui tombe le
plus directement sous nos sens, celui que
nous voyons, que nous touchons; il est sou-
mis à une multitude de combinaisons sous
l'influence de l'esprit et de son agent principal le fluide électro nerveux.

Les sous-groupes principaux qui naissent
du groupe moléculaire sont les gaz, les liquides et les solides du système qui, par des
combinaisons diverses, concourent à la formation et au développement des organes.

On peut déjà remarquer que cette manière
naturelle d'envisager l'étude de l'homme au
point de vue médical est la plus simple et,
nous aimons à le croire, la plus rapprochée
de la vérité. Elle nous permet de nous former

une idéc exacte de la santé, de la maladie, de la médecine, du médecin et de la thérapeutique.

En effet, ayant étudié chacun des groupes primitifs individuellement, connaissant leur action solidaire dans la formation des organes et les actes de l'économie, nous comparons les modalités de ces groupes à l'état normal, leurs modalités à l'état anomal, puis nous constatons les différences. Nous ne nous arrêtons pas à l'étude simple des organes dans notre diagnostic; nous remontons, aussi loin que possible, dans l'étude analytique des groupes primitifs dont ces organes sont formés, car les causes morbides peuvent exercer leur action directe, non-seulement sur les organes, mais même sur les groupes primitifs qui les constituent. Il ne nous paraît même pas possible qu'un organe soit modifié, pendant la vie, dans ses apparences, sans modifications des groupes primitifs. C'est donc bien moins l'organe lui-même qui doit occuper le médecin que les rapports de quantité et de qualité des groupes primitifs qui constituent l'ensemble de l'organisation humaine.

Tantôt la maladie ou la rupture d'équilibre commence par le groupe supérieur, tantôt par le moyen, tantôt par l'inférieur.

Les causes de perturbation sont endogènes ou exogènes suivant qu'elles ont leur point de départ en dedans ou en dehors de nous. Ces causes sont elles mêmes ou spirituelles, ou fluidiques, ou moléculaires, et les conséquences de leur action sont en raison directe de leur importance et de leur intensité. La perturbation d'un groupe peut coïncider avec la perturbation d'un autre groupe ou des deux autres simultanément, et les états morbides seront d'autant plus graves que les groupes de premier ordre seront plus sérieusement atteints ; l'état sera d'autant plus compliqué que plusieurs groupes seront plus profondément compromis.

Ce serait ici le moment d'entrer dans l'étude analytique des divers sous-groupes de l'économie sur la nature et les fonctions desquels notre manière d'étudier les choses nous a fait acquérir des idées nouvelles ; mais les bornes d'une introduction ne nous permettent aucun détail ; l'exposé de nos recherches trouvera sa place dans les études que nous publierons successivement sur ces graves et intéressants sujets. Pour le moment, contentons-nous d'indiquer la marche que nous avons prise pour connaître les souffrances de l'homme et les moyens de les guérir.

DE MÊME QU'IL N'Y A QU'UNE SANTÉ IL N'Y A QU'UNE MALADIE.

Une des conséquences principales de notre manière d'étudier l'homme est de ne jamais perdre de vue l'ensemble de l'économie dans l'appréciation de tel ou tel fait, intéressant plus ou moins tel ou tel organe, telle ou telle fonction. Un fait pathologique pour nous, qu'il se passe à la peau ou sur telle partie du corps qu'il vous plaira, ne se présente jamais comme un fait isolé, sans rapports avec toutes les autres parties du système; et comme d'après nos idées, c'est toujours l'esprit qui éprouve la douleur, et que la douleur ne peut être perçue par lui qu'à l'aide du fluide électro nerveux et de la matière indispensable à notre existence terrestre, c'est toujours au point de vue de l'ensemble que chaque fait pathologique doit être examiné.

Une autre conséquence est de ne considérer chaque fait, appréciable par nos sens, que comme une production d'autres faits plus ou moins apparents, une espèce d'inflorescence morbide ayant sa source dans une perturbation plus ou moins considérable des groupes constituants de l'économie. De cette façon, nous n'envisageons la variété organique et fonctionnelle qu'au point de vue de l'unité de l'ensemble : jamais nous n'oublions le malade pour ne nous occuper que de telle ou telle partie dont l'état actuel s'éloigne des conditions normales. Les diverses affections, loin d'être pour nous des individualités circonscrites ayant leurs lois propres et indépendantes, ne sont que des modalités des groupes constituants, et comme telles soumises aux lois de la solidarité.

Au lieu d'admettre des centaines de maladies sans connexion de l'une à l'autre, nous
ne reconnaissons qu'une maladie, la rupture
d'équilibre, qui se manifeste par des phénomènes plus ou moins nombreux, que l'on a
pris pour des maladies individuelles, et que
l'on traite encore trop généralement, comme
si tout se bornait à les modifier dans les li-
mites où ils paraissent être circonscrits, sans
avoir égard à toutes les autres parties de
l'ensemble.

On pourrait comparer les symptômes sail-
lants à ces mendiants de place publique qui
ne craignent pas d'exprimer à haute voix
leurs besoins réels ou simulés, tandis que
d'autres êtres, plus dignes de fixer l'attention,
souffrent dans l'ombre d'un malaise dont une
perspicacité humanitaire toute spéciale peut
seule deviner l'existence.

UNITÉ THÉRAPEUTIQUE.

Après avoir essayé de détruire par le raisonnement le despotisme individuel de tous
ces phénomènes qu'on laisse trôner depuis
trop longtemps, en dépit du bon sens, dans
les nosographies, sous les noms pompeux de
maladies nerveuses, inflammatoires, gout-
teuses, rhumatismales, etc., etc., affections
qui, comme la phthisie, l'hydropisie et autres, ne sont que les phénomènes apparents
de la maladie réelle; après avoir tenté de
simplifier l'étude de l'homme et l'avoir ramenée à la variété dans l'unité, au point de vue
de l'étude de la maladie et de la guérison des
malades, nous devions arriver tout naturellement à l'unité thérapeutique. La vraie

médecine est celle qui tend par une méthode scientifique, et à l'aide de moyens
différents pouvant être groupés, suivant les
cas, en un faisceau considérable, à entretenir
l'équilibre dans l'économie humaine et à le
rétablir lorsqu'il a été troublé. Le véritable
praticien est donc dans la nécessité de connaître à fond la manière d'agir et l'emploi de
tous les moyens spéciaux; il doit avoir mis la
main à l'œuvre; avoir vaincu les répugnances
qui lui auraient fait regarder cette main-
d'œuvre comme contraire à sa dignité. Tout
travail devant conduire au progrès de la
science et au bonheur de l'homme se trouve
par le fait ennobli.

C'est faute d'avoir suivi cette voie rationnelle que l'on est resté impuissant en face
de tant d'affections qui sont loin d'être tou
jours incurables, et pour la guérison des-

quelles et médecins et malades ont perdu tout espoir.

Simple dans ses principes, variée dans ses ressources, la vraie thérapeutique n'agit pas dans l'ombre et le mystère, ne craint pas la discussion et ne recule jamais devant les explications qu'on lui demande sur sa manière de voir et d'agir. Ne devant rien au hasard, elle attend tout de la logique, et son plus grand bonheur est de voir les résultats de ses actes d'accord avec les prévisions du raisonnement.

TABLE

Paris.   Impr. de P. A. BOURDIER et Cie, rue Mazarine, 30